AF589003

DU TRAITEMENT

DES

MALADIES SYPHILITIQUES

PAR LES

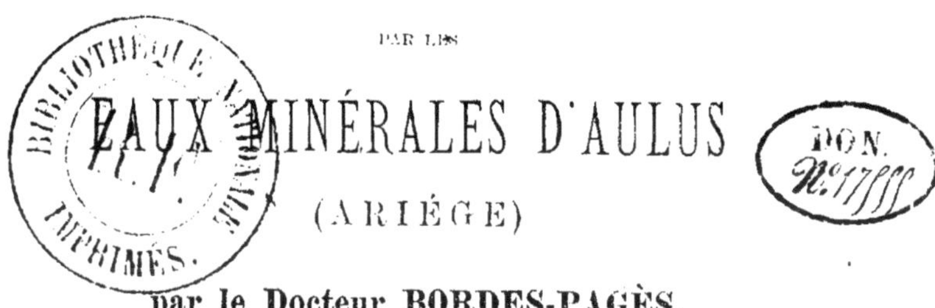

EAUX MINÉRALES D'AULUS

(ARIÉGE)

par le Docteur **BORDES-PAGÈS**,

MÉDECIN-INSPECTEUR, ANCIEN CHEF DE CLINIQUE DE LA FACULTÉ DE MONTPELLIER
MEMBRE DU CONSEIL GÉNÉRAL DE L'ARIÉGE.

ANALYSES CHIMIQUES

DES

SOURCES D'AULUS (ARIÉGE)

par le Docteur **GARRIGOU**,

MÉDECIN CONSULTANT A BAGNÈRES DE LUCHON.

BRUXELLES
IMPRIMERIE DE ADOLPHE MERTENS
RUE DE L'ESCALIER, 22

1874

DU TRAITEMENT

DES

MALADIES SYPHILITIQUES

PAR LES

EAUX MINÉRALES D'AULUS (Ariége)

I

De toutes les maladies qui peuvent affliger l'homme, il n'en est peut-être aucune qui offre plus de variétés dans ses formes que la maladie syphilitique.

Tantôt active et violente, elle déforme rapidement les organes et les couvre d'ulcères hideux ; tantôt lente et insidieuse, elle ne se révèle que par des manifestations peu accusées, qu'une légère médication dissipe ou qui semblent disparaître complétement d'elles-mêmes ; mais le virus qui s'est glissé dans l'intimité de l'organisme, peut y sommeiller plus ou moins longtemps et s'affirmer tout à coup par des accidents inattendus, ici formidables, là moins graves, mais presque toujours d'une opiniâtreté désespérante.

Quelquefois le principe syphilitique, demeuré latent chez le père, attaque l'enfant dans son germe et le grève d'un triste héritage. Bien des familles imprégnées de ce vice iraient en dégénérant si la nature, qui tend sans cesse à retourner à ses types, n'éliminait dans ses évolutions successives les principes virulents qui ont infecté les pères.

La peau, le cuir chevelu, les ongles, les muqueuses, les muscles, les os, les nerfs, les différents viscères, tous les organes en un mot peuvent être atteints par cette maladie. Et ce qui vient encore augmenter la difficulté et l'incertitude du diagnostic, c'est que trop souvent cette maladie, s'associant à d'autres diathèses (scrofuleuse, rhumatismale, goutteuse), donne naissance à des affections mixtes, qui déroutent parfois les meilleurs praticiens et défient les traitements les mieux conçus.

Aussi, quelque lumière qu'aient jetée sur ce sujet les études modernes, l'ensemble des maladies dites syphilitiques offre à l'observateur un assemblage souvent confus de lésions qui prêtent à des théories contradictoires; car toutes peuvent s'appuyer sur des faits exactement observés.

On a longtemps discuté sur l'origine du virus syphilitique, sur son unité. Les accidents consécutifs, le mode de contagion, l'efficacité du traitement mercuriel, ont été l'objet d'appréciations contradictoires. Nous ne croyons pas pouvoir nous dispenser de dire un mot sur ces questions, afin d'aller au devant de certaines objections que pourraient suggérer les observations qui vont suivre.

Et d'abord, quant à l'origine et à l'unité du virus syphilitique, il est incontestable qu'on trouve dans les livres anciens un groupe très-net de symptômes ressemblant singulièrement à ceux que nous regardons aujourd'hui comme syphilitiques. En lisant les prescriptions si précises contenues dans le Lévitique, en vue de préserver des contaminations sexuelles, on se demande si ces recommandations ont beaucoup perdu de leur actualité. Ces préceptes hygiéniques, si minutieux, prouvent que le législateur se trouvait en face d'une maladie redoutable, déjà largement répandue et qu'il voulait empêcher que le puissant instinct destiné à perpétuer l'espèce ne dégénérât en une lubricité aussi dangereuse pour l'individu que pour la société. Il serait aisé de multiplier jusqu'au luxe les citations d'auteurs anciens ayant trait aux maladies honteuses. Il semble donc qu'il ait existé de tout temps un vice vénérien spécial, qui se communiquait surtout par les rapports sexuels. Mais il est certain aussi qu'à la fin du XVe siècle éclata en plusieurs points à la fois, cette peste vénérienne (*Lues venerea*), désignée par Fracastor sous le nom de *Syphilis*, et qu'il attribue, dans une allégorie poétique, au terrible courroux d'un dieu trop justement irrité.

Y eut-il, en effet, alors, une éclosion subite d'une maladie toute nouvelle? Ou bien le virus nous vint-il de quelque recoin du Nouveau-Monde où il couvait ignoré? Ces diverses opinions peuvent être soutenues et jusqu'à un certain point conciliées. De même que les terrains et le greffage changent les qualités des fruits, de même les climats et d'autres circonstances, tenant à des causes multiples, peuvent exalter certains venins.

Ne voit-on pas le choléra, la grippe, prendre subitement un caractère violent, contagieux, épidémique, pestilentiel? D'où nous est venue la petite vérole, décrite pour la première fois par les médecins Arabes comme maladie épidémique, quoique peut-être elle existât auparavant sous forme de boutons diffus et insignifiants? Pourquoi la grosse vérole ne serait-elle pas le produit d'un virus chronique, existant depuis longtemps et s'élevant dans des circonstances données à un plus haut degré de virulence? Est-ce que la scrofule, le cancer n'acquièrent pas quelquefois, comme les maladies aiguës, une sorte de malignité particulière? Sans doute, chaque espèce de maladies présente un groupe de symptômes similaires qui guident les pathologistes dans leur classification. Mais la nature se joue de nos définitions et de nos prétentions à l'exactitude. Chaque climat, chaque siècle, de même que chaque individu, a sa manière propre de constituer un état morbide.

Les constitutions médicales peuvent varier pour les maladies chroniques comme elles le font pour les maladies aiguës, en sorte qu'à proprement parler, il n'y a que des malades et non des maladies.

Nous pensons donc que l'ancien virus vénérien a pu acquérir, dans des circonstances aujourd'hui difficiles à apprécier, une virulence particulière qui l'a élevé à la hauteur d'une entité morbide nouvelle, et que ces sortes d'ascensions et de descentes dans l'échelle pathologique peuvent encore s'opérer.

Ces considérations n'ôtent rien de leur importance aux distinctions que l'on a si judicieusement établies entre le chancre volant ou mou et le chancre induré ou infectant, entre l'accident primitif et les accidents secondaires et tertiaires. Ce sont des différences dont il faut tenir le plus grand compte, mais sans s'y obstiner d'une manière absolue, jusqu'à nier tout fait qui semble contredire la théorie. — La même contingence s'observe dans la transmission du virus. Il y a des sujets qui, pendant longtemps, se sont exposés impunément à toutes les contaminations, comme s'ils avaient reçu de la nature un brevet d'immunité. Mais de même qu'un chien même enragé, ne mord pas toujours, de même il y a des organismes que le principe virulent, quelque actif qu'il soit, laisse indifférents, pendant un temps indéterminé; puis, un beau jour, par une susceptibilité inexplicable, ces mêmes sujets, qui semblaient jusque-là privilégiés, contractent l'infection la plus fâcheuse. Et ici il convient peut-être de faire remarquer que beaucoup de théoriciens se laissent dominer par une préoccupation dangereuse pour la médecine, en voulant appliquer à cette science la rigueur exacte, qui est propre à la physique et à la chimie.

En médecine, les déductions ne sont point passibles de la même rigueur que dans les sciences exactes. Un vaccinateur opérant avec le même virus, dans le même moment, chez le même sujet, obtiendra sur six piqûres, tantôt six beaux boutons, tantôt un ou deux ou même point du tout. Des résultats aussi variables se constatent tous les jours dans les inoculations syphilitiques. Et si l'on ne tient pas compte de cette variation dans la réceptivité individuelle, on s'expose à des discussions aussi passionnées qu'infructueuses, qui livrent notre science à la dérision des sceptiques.

La question du traitement de la syphilis par des remèdes spécifiques, donne lieu à des remarques analogues. On soutient que la syphilis peut guérir sans mercure ; on a raison, puisqu'il arrive parfois que des accidents syphilitiques guérissent spontanément, sans l'emploi d'aucun remède. En ce moment encore, nous avons sous les yeux un sujet chez lequel Auzias-Turenne inocula, il y a 20 ans, la syphilis aux deux bras et à la région sternale : les piqûres des bras ne donnèrent qu'un suintement très léger qui disparut très vite ; celles de la région sternale furent suivies d'accidents (abcès et tumeurs gommeuses) qui persistèrent six mois environ et qui depuis n'ont jamais reparu. Ce sujet ne prit jamais de mercure.

Toutefois, ce serait contester l'évidence même que de nier, contre l'expérience du monde entier, l'efficacité du traitement mercuriel contre les maladies syphilitiques. Non pas que la guérison soit constamment et uniquement attachée à ce genre de médication (il n'y a point de spécifique absolu), mais le mercure constitue contre cet ordre de maladies une de nos ressources thérapeutiques les plus précieuses.

Il était nécessaire de tracer ce rapide exposé afin de montrer dans quel esprit, largement dégagé de toute préoccupation systématique, ont été recueillies les observations qui vont suivre.

Et maintenant je dois faire remarquer que je ne m'occuperai pas ici de l'action des eaux sulfureuses, dans les maladies syphilitiques, laissant ce soin à des confrères plus autorisés que moi. Je n'entretiendrai le lecteur que de l'action des eaux d'Aulus contre cette affection. Je tiens à ne parler que des faits que j'ai observés et des inductions qu'ils ont pu m'inspirer.

Quelques mots d'abord sur la source minérale d'Aulus :

II

Découverte en 1823 par un officier français, qu'elle guérit d'une affection syphilitique invétérée, cette source est située dans un pittoresque vallon du département de l'Ariége, au pied des Pyrénées centrales, à 762 mètres au-dessus du niveau de la mer. Elle présente une température constante de 20° : douce, limpide, incolore, inodore, elle n'a rien de désagréable au goût, et laisse seulement une légère saveur difficile à caractériser. A la longue elle teint légèrement en jaune d'ocre les linges et les vases qui restent longtemps en contact avec elle. Elle est légèrement purgative, mais surtout très-diurétique ; ou plutôt elle excite toutes les sécrétions, y compris la sueur et la salive.

Voici, d'après M. O. Henry, quelle est sa composition chimique :

SOURCE DARMAGNAC, ANALYSÉE EN 1854, par M. O. HENRY.

Un litre contient :

Acide carbonique libre.	0,1 1/120
Sulfate de chaux	1,400
— de soude.	1,010
— de magnésie	0,302
Bicarbonate de chaux.	0,485
— de magnésie. . . .	0,265
Chlorure de Sodium . . . . . . }	0,040
— de calcium	
— de magnesium . . . . }	
Chlorure alcalin, iodure alcalin . .	0,010
Silicate de chaux et d'alumine . .	0,090

Oxyde de fer 0,011
Manganèse et arsenic — (traces).
Matière organique, indéterminée.

Dans une autre analyse M. O. Henry y a signalé des traces de phosphates.

M. Filhol y a constaté des traces de cuivre.

M. le docteur Garrigou y a trouvé de plus du nickel, du cobalt, de la strontiane, de la lithine, de l'ammoniaque, du rubidium, du chrome, du fluor, du tellure et du plomb, du manganèse et du bismuth.

Les masses d'erzolithe qu'on trouve aux environs, expliquent la présence du chrome.

Il est possible qu'on y découvre encore d'autres substances. Dans les montagnes voisines, outre des minerais de plomb et d'argent, il y en a de cuivre et d'or, qu'on sait appartenir à la même famille que le mercure. Jamais peut-être on ne parviendra à préciser d'une manière absolue, de quelles substances minérales ou de quelles qualités peut se charger une eau minérale dans le grand alambic souterrain qui l'échauffe ou la distille. Nous devons regarder l'eau d'Aulus comme une sorte de *Tisane naturelle* qu'il faut prendre comme elle est, en la considérant surtout dans ses effets thérapeutiques.

C'est principalement en boisson qu'on l'emploie. Les bains sont un accessoire important mais non indispensable. Il en résulte que les malades peuvent se rendre de bonne heure à cette station et ne la quitter que tard. Il est même des sujets qui, pressés par la maladie, ou craignant de montrer au grand public des baigneurs un visage trop ravagé, ont bravé les intempéries de la saison et obtenu même en hiver des cures remarquables.

Nous devons aussi faire observer qu'on se tromperait grandement si l'on supposait que les étrangers qui fréquentent Aulus sont tous syphilitiques. Ceux-ci n'entrent que pour un dixième seulement dans le chiffre total de la population thermale. On comprend que des eaux qui sont à la fois purgatives, diurétiques, et toniques, conviennent à beaucoup d'autres maladies.

Mais enfin nous n'allons ici nous occuper que des maladies syphilitiques, en passant légèrement sur les cas ordinaires, et insistant un peu plus sur les cas rebelles.

En 1848, appelé à Aulus pour donner mes soins à une malade, j'eus occasion d'entendre parler de la vertu antisyphilitique de ses eaux minérales. Je voulus observer les faits et voici le premier qui se présenta à mon étude peu de jours après. Il convient de reproduire cette observation avec détails; car elle offre à elle seule comme un tableau synthétique de la diathèse syphilitique dans sa forme grave.

PREMIÈRE OBSERVATION.

Syphilis invétérée. — Syphilide tuberculo-ulcéreuse. — Pustules ulcérées sur presque tout le corps. — Os de la face nécrosés et éliminés. — Guérison.

...., né d'un père goutteux, est âgé de 34 ans. — Bien constitué et plein de santé jusqu'à l'âge de 23 ans, il contracte la syphilis à cette époque et depuis ce moment il a eu constamment des accidents plus ou moins graves. On lui a fait subir différents traitements plus ou moins complets, chez lui, à Montpellier, à Paris, employant tour à tour le mercure sous diverses formes, l'iodure de potassium, le muriate d'or, le sirop de Balaguier, etc.; on l'a opéré avec succès à Montpellier pour un chancre qui lui dévorait l'urèthre. Il y a eu en divers temps dans son état des amendements considérables, mais jamais de guérison complète et assurée.

En avril 1848, les bains d'Arles (Pyrénées-Orientales) qu'on lui avait conseillés pour achever le traitement, ont fait éclater une effroyable éruption, dont il portait déjà quelques symptômes. Elle consiste en des productions tuberculeuses charnues, molles, entourées d'une auréole cuivrée, d'où suinte un liquide, qui, en se concrétant, forme une croûte plus ou moins épaisse.

La disposition de ces tubercules est tantôt isolée, tantôt réunie en cercle ou demi-cercle, empiétant les uns sur les autres, et dans ce cas ils se présentent soit sous forme de plaques de 2 à 4 centimètres de largeur, soit sous forme de gros boutons arrondis, du volume d'un limaçon ou d'une sorte d'écaille d'huître. Dans quelques points le virus au lieu de boursouffler la peau, la creuse et ronge les chairs, de façon que les croûtes y sont enfoncées. A la face elles sont tellement rapprochées, qu'elles n'en forment en quelque sorte qu'une seule, fendillée et crevassée par intervalles. La poitrine, le bas-ventre, les bras, les mains, les cuisses, les jambes, les pieds sont parsemés de ces croûtes. Il y en a un peu moins sur la partie postérieure du corps que sur l'antérieure. Quelques-unes de ces croûtes, enlevées avec les ongles ou ramollies au moyen d'un pansement avec le cérat, laissent, après leur chûte, de larges ulcérations à fond grisâtre, à bords taillés à l'emporte-pièce, d'où suinte un liquide seropurulent. Nous comptons environ deux cent trente de ces plaques, pustules, boutons ou ulcérations. La cloison du nez est détruite par une ulcération et les deux fosses nasales, réunies en une seule, lui donnent l'aspect d'une *gueule de four*, selon l'expressien du malade. De petits fragments d'os nécrosés et éliminés sont sortis par cette ouverture. Le malade ne peut ni se tenir debout, ni mettre ses bas, ni s'habiller en aucune façon. Sa voix est rauque; céphalée habituelle; douleurs ostéocopes et maux de gorges fréquents. Ni les bains gélatineux, ni les bains alcalins, ni le rob Laffecteur récemment employés, n'ont adouci cette cruelle maladie.

Tel est l'état du malade à son arrivée à Aulus, le 12 juillet 1848. Dès les deux premiers bains qu'il prend, les croûtes détrempées et soulevées lui causent des douleurs si cuisantes, qu'il est obligé d'en suspendre l'usage, et de se contenter de prendre l'eau en boisson. Cinq jours après, on peut déjà en constater les bons effets. La rougeur qui règne autour des croûtes commence à pâlir, le gonflement s'affaisse. Les jours suivants on remarque qu'il ne sort plus de nouveaux boutons; les anciens se flétrissent et diminuent sensiblement de volume. Le 27 juillet, c'est-à-dire quinze jours après son arrivée, sur dix-sept ulcères qu'il avait au tronc et aux membres, il ne lui en reste que deux ou trois: les autres sont complètement cicatrisés. Le malade a par jour plusieurs évacuations alvines, il urine abondamment et transpire beaucoup. L'appétit, loin de diminuer, est extraordinairement excité, en raison de l'espèce de régénération qui s'opère dans la vie nutritive. La quantité d'eau qu'il boit est d'environ deux, trois et quelquefois quatre litres dans les 24 heures. Il ne veut pas reprendre de bains jusqu'à ce que toutes les ulcérations soient cicatrisées.

Dans les premiers jours du mois d'août, presque toutes les croûtes du tronc et des membres sont tombées, laissant après elles une empreinte d'un rouge vif, qui peu à peu tend à reprendre elle-même la couleur naturelle de la peau ; le malade peut se lever et se promener un peu dans la chambre. La teinte rouge-cuivre de la face a beaucoup pâli ; mais les croûtes persistent dans cette partie du corps, le malade, peu docile, ayant l'habitude de les arracher avec ses ongles et de se mettre la figure en sang, augmentant ainsi l'irritation. Dans la nuit du 3 août, il mouche encore des fragments d'os nécrosés. Le 5 août il reprend des bains. Dans le cours de ce mois les plaques achèvent de s'affaisser, pendant que dans les points déprimés les chairs se relèvent, la peau reprenant partout son niveau. Le malade peut se faire porter à la fontaine et se promener un peu à l'air libre.

Dans les premiers jours de septembre, une toux sèche, assez fréquente, qui survient avec extinction de voix presque complète, inspire quelques inquiétudes, et nous oblige à suspendre les bains. Bientôt elle cède elle-même à des boissons adoucissantes, et la voix reprend son timbre ordinaire. Les croûtes de la face, seules rebelles, tombent à leur tour. Il en résulte quelques ulcérations, dont l'une envahit le haut du nez avec des progrès inquiétants. On les arrête par plusieurs cautérisations au nitrate d'argent, et mieux peut-être encore en y appliquant directement, quand le malade veut y consentir, le résidu rouillé de l'eau de la fontaine. Peu à peu la suppuration de ces ulcères diminue, la bave grise qui les couvre se dissipe, les chairs deviennent vives et remontent à leur niveau naturel.

Enfin, le 24 septembre, c'est-à-dire après environ deux mois et demi de séjour à Aulus, le malade, que commence à gagner le regret de son pays, se retire, ne portant plus à la figure que les traces de deux ou trois ulcérations qui achèvent de se cicatriser.

Le reste de la peau se trouve pour ainsi dire tout métamorphosé ; l'empreinte rouge laissée par la chute des croûtes a disparu en beaucoup de points.

Nous avons remarqué que pendant tout la durée de son séjour, ce malade a eu le pouls dans un état fébrile ; il y avait habituellement cent et dix pulsations par minute.

L'année suivante, le même malade revient passer quelques jours à Aulus : la lèvre supérieure est un peu enflée, quelques bourgeons grisâtres restent épars sur la figure : tout le reste du corps est net, et ne conserve qu'un peu de rougeur aux points où furent les plaques pustuleuses. Le malade se promène, il va à la fontaine en s'appuyant un peu sur des béquilles, il renait pour ainsi dire à la société. Depuis on l'a vu pendant plus de dix ans marcher désormais sans bàton, vaquer à ses affaires et se trouver très-bien.

Nous avons cru devoir rapporter cette observation avec tous ces détails, à cause de son importance. Ici la nature syphilitique de la maladie était évidente : cette observation prouve par des traits saisissants l'efficacité des eaux d'Aulus dans les maladies de ce genre. Un trait remarquable, c'est que, sous la poussée des eaux thermales sulfureuseuses, il semble y avoir eu une recrudescence de tous les symptômes.

La Syphilis n'a pas toujours des caractères aussi effrayants ; quelquefois elle mine sourdement la constitution ; elle peut demeurer obscure et cachée, et toute excitation qui met en jeu la réaction de l'organisme, peut rallumer la maladie. On en verra ci-après des exemples ; car cette observation, aussi remarquable par la gravité des symptômes que par les résultats favorables du traitement, a été suivie d'un grand nombre d'autres qui se sont multipliées chaque année.

Nous diviserons ces observations en trois groupes principaux :

Action des eaux d'Aulus dans les cas de Syphilis :

1° Accidents primitifs.

2° Accidents secondaires, pouvant affecter la peau, les muqueuses et les parties molles sous-jacentes.

3° Accidents divers, frappant les parties plus profondes : tissu musculaire, os, viscères.

Nous dirons enfin quelques mots de l'action de ces eaux pour dissiper les accidents occasionnés par le mercure.

I.

Accidents primitifs.

Il est presque impossible de dire quelle est l'action de l'eau minérale d'Aulus contre la Syphilis à son début, et on le comprend sans peine.

Il est très-rare qu'un malade se rende à cette station thermale dès l'apparition du premier symptôme, et vierge de tout autre traitement. Les quelques faits que nous possédons sont trop isolés et comme d'ailleurs il ne nous a pas été possible de suivre pendant un temps suffisant les sujets de ces observations, nous ajournons toute conclusion à cet égard.

II.

Syphilis constitutionnelle. — Accidents secondaires. — Frappant surtout les parties superficielles, peau, muqueuses.

Nous avons dit que les syphilitiques ne se rendaient aux eaux d'Aulus qu'après avoir subi divers traitements plus ou moins incomplets ou inefficaces, n'empêchant nullement l'évolution successive de la maladie. Dans toutes les manifestations secondaires que nous avons pu observer et dans lesquelles nous avons prescrit l'usage des eaux, nous avons toujours constaté, sinon une guérison complète, du moins une amélioration très-remarquable, après un espace de temps variant de 10 à 25 jours.

Quelquefois la guérison incomplète après la première année, se consolidait dans la saison suivante.

DEUXIÈME OBSERVATION.

Syphilis rebelle. — Plaques muqueuses de la bouche et de la verge. — Adénite suppurée. — Ulcérations nombreuses. — Guérison.

X., âgé de 21 ans, de tempérament lymphatique, nerveux, contracte un chancre infectant qui suppura peu et disparut au bout d'un mois par des lotions au vin aromatique.

Quelques jours après, engorgement ganglionnaire. — Plaques muqueuses de la gorge et de la verge. —Adénite considérable dans la région inguinale droite, douloureuse, gênant considérablement la marche, sur laquelle on a d'abord appliqué un large emplâtre de Vigo et qu'on a dû plus tard inciser. Après l'opération, la peau s'est décollée peu à peu au pourtour de la plaie ; de petites pustules se sont formées dans le voisinage, s'élargissant et s'ulcérant à leur tour.

Pendant deux ans le malade s'est soumis à des traitements multiples soit chez lui, soit à Montpellier. Il a pris une très-grande quantité de mercure et environ 200 grammes d'iodure de potassium. — Jamais il n'a éprouvé d'amélioration bien notable; les plaques muqueuses disparaissaient pour reparaître quelque temps après ; il a toujours eu depuis de fréquents maux de gorge et une certaine raucité de la voix.

Le malade, profondément affaibli et effrayé de la persistance de son mal que rien ne parait enrayer, se rend aux eaux d'Aulus. A son arrivée, nous sommes surtout frappé de son état général : anémie profonde, émaciation considérable, teinte cachectique,perte d'appétit. Dans un espace remontant jusqu'à cinq ou six centimètres au-dessus du pli inguinal droit et descendant jusqu'à trois ou quatre centimètres de la partie supérieure, antérieure et interne de la cuisse, nous comptons jusqu'à dix ulcérations. Ces ulcères disposés en cercles, larges, profonds, à fond baveux et grisâtre, à bords rouges, saillants, taillés à pic, déchiquetés, se touchent presque par leurs bords et exhalent une odeur d'une insupportable fétidité. La suppuration est très-abondante. La faiblesse du malade est telle qu'il ne peut ni s'habiller lui-même, ni se tenir debout.

On n'administre l'eau d'Aulus qu'en boisson : vu l'état général, on n'en prescrit que quelques verres que le malade augmente progressivement et coupe souvent avec du lait.

Dans la première quinzaine, peu d'amélioration ; l'appétit seul est revenu. Peu à peu le pourtour des ulcères pâlit. Au bout d'un mois, le fond détergé se relève et se couvre de gros bourgeons charnus ; les bords s'affaissent et se mettent de niveau avec la plaie ; la suppuration s'épaissit, l'appétit augmente, l'état général s'améliore notablement.

Après un mois et demi, sept ulcères sur dix sont complètement cicatrisés. La tension des tissus dans les parties environnantes ayant diminué , le malade peut marcher et aller du village à la fontaine thermale. La rougeur qui s'étendait autour des parties ulcérées et sur les cicatrices blanchit par ilots, la peau reprenant peu à peu sa couleur naturelle.

Je dois dire qu'en raison de l'extrême débilité du sujet j'ai dû prescrire par intervalles, en même temps que les eaux, soit de l'huile de foie de morue, soit du sirop d'iodure de fer.

Les plaies ont été pansées avec l'onguent styrax et le vin de quinquina.

Après deux mois de séjour à Aulus le malade part, ne conservant qu'une petite ulcération à la cuisse, de la dimension d'une pièce de vingt centimes, en voie complète de guérison et qui d'ailleurs n'a pas tardé à se cicatriser.

Au mois de janvier suivant, deux à trois ulcérations très petites se sont montrées de nouveau, mais ont complétement disparu après une seule cautérisation au nitrate d'argent.

A la saison thermale suivante, ce malade nous est revenu, frais, ingambe, n'ayant plus besoin d'aide d'aucune sorte et faisant à pied, sans fatigue aucune, de longues courses à la montagne.

Les plaques muqueuses de la bouche, si fréquentes avant son arrivée à Aulus, n'ont plus reparu. La raucité de la voix a disparu. L'état général a toujours été des plus satisfaisants.

Dans le courant de l'année qui a suivi cette seconde cure thermale, ce jeune homme s'est marié et est devenu père de deux beaux enfants qui sont parfaitement sains.

TROISIÈME OBSERVATION.

Syphilis invétérée. — Ulcérations rebelles des lèvres et de la langue. — Glossité concomitante. — Syphilide papuleuse miliaire. — Guérison.

X., âgé de 27 ans, habitant Marseille, et doué d'une très-forte constitution, contracta il y a quatre ans une blennorrhagie et un chancre induré de la verge, qui fut suivi de plaques muqueuses de la gorge et d'une roseole syphilitique de rupia à la poitrine, au dos et aux jambes; depuis cette époque le malade s'est soumis à Marseille, à Paris et à Montpellier à divers traitements par le mercure et l'iodure de potassium. Amélioration bien peu notable au dire du malade.

A son arrivée à Aulus, en 1868, le malade nous présente l'état suivant : — Papules d'un rouge cuivré, circulaires pour la plupart, sèches, présentant en général une desquamation légère furfuracée, offrant en d'autres points une cicatrice presque analogue à celle de la varicelle, très nombreuses surtout au front et à la nuque. L'éruption est surtout généralisée à la région dorsale et lombaire. Plaques plus disséminées à la poitrine et sur les membres inférieurs. La langue est rouge, volumineuse, tuméfiée; sur la ligne médiane on observe une crevasse ou fissure longue de un centimètre environ, large de deux à trois millimètres, offrant deux millimètres de profondeur; les bords sont rouge-vif, le fond baveux, grisâtre. Les bords de la langue gardent l'impression de la saillie des dents. Le voile du palais et les piliers présentent une coloration rouge sombre mais sans trace d'ulcération. — Gêne modérée de la prononciation et de la mastication. — A la face postérieure des lèvres, qui sont d'ailleurs tuméfiées, deux larges ulcérations peu profondes, qui présentent tous les caractères des ulcérations syphilitiques.

L'eau d'Aulus est prescrite en boisson et en bains.

6e Jour. — Mieux marqué. Les papules tendent généralement à se sécher. La langue et les lèvres sont moins rouges, moins volumineuses (Collutoire boraté).

14e Jour. — La glossite disparaît peu à peu. L'ulcération de la face interne de la lèvre inférieure reste stationnaire.

20e Jour. — L'ulcération de la lèvre supérieure a totalement disparu. Plus de tuméfaction à ce niveau. Le volume de la langue diminue de plus en plus. Moins de douleur dans la mastication. Prononciation plus facile. Le fond de l'ulcération linguale se détache bien; environ un millimètre d'épaisseur. État stationnaire de l'ulcération de la lèvre inférieure. Moins de fétidité de l'haleine. Les papules disparaissent peu à peu et pâlissent.

32e Jour. — Amélioration plus marquée. L'ulcération de la lèvre inférieure commence enfin à se cicatriser. La langue est presque normale. L'ulcération médiane a presque entièrement disparu. Les papules du dos et de la région lombaire s'effacent complétement et en certains points semblent remplacées par une éruption de papules miliaires disposées en groupe.

35e Jour. — Plus de trace d'éruption nulle part. Rien au front, au cuir chevelu. La langue est aujourd'hui parfaitement nette, normale, pas trace d'ulcération. L'ulcération de la lèvre inférieure est complètement cicatrisée. La prononciation est très pure, et le malade n'éprouve aucune gêne soit pour avaler, soit pour mâcher ses aliments. X. quitte Aulus peu de temps après, se déclarant complétement guéri. Deux ans après son départ nous avons reçu des nouvelles de X. La guérison s'est soutenue.

QUATRIÈME OBSERVATION.

Syphilis constitutionnelle. — Syphilide pustulo-impétigineuse. — Ulcérations nombreuses. — Guérison.

Un jeune homme, âgé de 30 ans, négociant de Lyon, est atteint depuis 4 mois d'une syphilis parfaitement caractérisée, pour laquelle il a subi divers traitements (pilules de Sedillot, liqueur de Van Swieten).

A son arrivée à Aulus, le 18 septembre 1867, ce malade présente une énorme croûte, dont la base élevée, d'un rouge cuivré, occupe tout le pourtour des ailes du nez et est recouverte d'une croûte épaisse d'un jaune brunâtre, figurant une corne dont la pointe est dirigée en bas. Une pustule absolument semblable siége au niveau de la houppe du menton. Nous en constatons encore deux autres, l'une à la racine des cheveux, la deuxième dans le cuir chevelu. Sur le médius de la main droite, et occupant la face palmaire de la phalange, croûte épaisse, large, brunâtre, entourée d'une auréole cuivrée et ulcérée sur les bords. Même accident à la naissance du petit doigt. A la face palmaire de la main gauche, deux lésions semblables à la racine de l'index et de l'annulaire. A la partie antérieure de l'avant-bras gauche, et à l'union du tiers supérieur avec les 2/3 inférieurs, large ulcération de forme ovalaire, à base indurée, rouge-cuivré, qui suppure très abondamment et présente au milieu une forte plaque crustacée. Sur le jarret droit, à l'union du 1/3 supérieur et externe avec les 2/3 inférieurs, large ulcère de 4 centimètres de longueur sur 3 de large, obrond, sanieux, purulent, à pourtours relevés à pic avec suppuration très abondante et un peu fétide. La marche est très douloureuse. Le malade boit environ 4 litres d'eau par jour. Pas de bains.

Dès le 7e jour l'amélioration est déjà très-sensible.

10e jour. — La croute du nez est tombée, laissant une ulcération qui se couvre de croûtes plus minces. Le pourtour des autres ulcères pâlit; ils sont moins boursoufflés sur les bords et marchent assez rapidement vers la cicatrisation.

16e jour. — L'amélioration semblant rester stationnaire, et le malade étant d'ailleurs rappelé à Lyon par des affaires importantes, nous nous décidons à prescrire en même temps quelques pilules mercurielles, malgré la répugnance du malade à reprendre ce genre de remède, auquel des accidents à la bouche l'avaient forcé de renoncer au début de la maladie. Les eaux associées aux préparations mercurielles font supporter celles-ci. Aucun accident ne survient à la bouche. Toutes les croûtes achèvent de tomber et sont remplacées par de petites cicatrices blanches déprimées.

Le malade est revenu à Aulus pendant deux saisons consécutives, en parfait état de santé, frais, ingambe, courant les montagnes et n'ayant jamais vu reparaître le moindre accident. A peine remarque-t-on au nez la trace cicatricielle blanche qui a laissé à sa base l'énorme pustule qui le défigurait. C'est un des rares cas où nous avons cru devoir associer à l'usage des eaux celui des préparations mercurielles.

CINQUIÈME OBSERVATION.

Syphilis invétérée. — Accidents secondaires rebelles. — Ulcères multiples. — Testicule syphilitique. — Guérison.

Le sujet de l'observation suivante pourrait donner lieu à un cours de pathologie et de thérapeutique syphilitique. Nous croyons devoir rapporter avec quelques détails les antécédents.

M. porte un nom classique dans la chirurgie allemande. Agé de 36 ans, d'un tempérament lymphatique sanguin, il paraît doué de tous les attributs extérieurs d'une santé florissante. En 1848, M. contracta une première blennorrhagie qui, après des écarts de régime multiples et une marche forcée, fut suivie d'une orchite au testicule gauche. Le traitement employé fut cubèbe et copahu, teinture d'iode en frictions, ventoûses scarifiées et compression circulaire avec bandelettes agglutinatives.

Six mois après la cessation de tout accident, deuxième blennorrhagie, suivie d'orchite du testicule droit... (même traitement).

A l'âge de 25 ans, M. contracte un chancre induré à la face interne du prépuce, que l'on cautérise avec la pâte de Vienne... (pilules mercurielles, tisane de Zittman et sulfure d'antimoine). Trois mois après, plaques muqueuses de la gorge et de la verge.

A l'âge de 30 ans, chancres mous de la verge avec adénite inguinale droite concomitante, très-volumineuse et qui finit par s'abcéder. La suppuration ne cessa qu'après un très-long traitement. Le malade était alors à l'hôpital de Bordeaux, et on lui fit prendre du sirop de Cuisinier et environ 80 pilules mercurielles. Malgré cette médication, diverses ulcérations dont il était porteur à la bouche persistèrent.

L'année suivante, nouveau rapprochement suspect, suivi d'une troisième blennorrhagie et de l'apparition simultanée d'une couronne de chancres. Ceux-ci sont cautérisés largement et on administre de nouveau 120 pilules de sublimé et 30 pilules de protoiodure. Peu d'amélioration. — Profondément découragé, le malade rentre dans son pays et se livre aux mains d'un homéopathe. En dépit des espérances du malade, de nouvelles ulcérations se montrèrent aux lèvres en mars, mai et juin, ainsi que des récidives d'accidents divers. De plus, au commencement de 1861, il survint au mollet droit une tumeur gommeuse qui, s'ouvrant spontanément, laissa s'écouler un liquide fétide, se convertit en une plaie à bords rouges grisâtres, taillés à pic et mit trois mois à se fermer. D'autres tumeurs analogues se montrèrent en même temps à la partie antérieure de la même jambe et aussi à la jambe gauche. Toutes ces tumeurs, d'un rouge livide, s'abcédant, laissaient de larges plaies qui, tour à tour, se rouvraient et se cicatrisaient.—Dans l'automne de la même année le testicule droit s'est engorgé et a présenté deux à trois bosselures, arrondies, indolentes; idem sur le testicule gauche. — En 1862, le volume du testicule droit étant devenu considérable, le malade effrayé se rend aux eaux de Wiesbaden et essaie d'un traitement hydrothérapique. Pendant quelque temps les accidents paraissent s'amender quelque peu, X... reprend ses voyages; mais la terrible maladie n'a fait qu'une halte de peu de durée; elle revient plus menaçante que jamais et deux ans après, en 1864, le malade à bout d'expédients, profondément désespéré, arrive à Aulus pour faire, dit-il, une suprême et dernière tentative

Dès son arrivée nous constatons l'état suivant :

La jambe droite présente une plaie superficielle longeant le tibia (face interne), dans une étendue de six centimètres. La partie externe du mollet offre une autre plaie plus profonde, ayant quatre centimètres environ de diamètre. Une autre plaie de forme arrondie et d'environ trois centimètres, siège à la partie inférieure de la jambe. Tous ces ulcères sont en pleine suppuration : sur les bords la peau est rouge, amincie, soulevée par places et recouvrant des clapiers. Sur le côté externe de la jambe gauche large élevure, rougeâtre, un peu dure au niveau d'une ancienne plaie. Çà et là, disséminées sur le corps, principalement à la partie antérieure de la poitrine et sur les parties latérales du cou, taches de syphilide papuleuse, à teinte de café au lait, et dont les bords sont irréguliers. Le testicule droit est converti en une masse dure, résistante, homogène, de forme allongée et non douloureuse à la pression. Idem pour le testicule gauche. A la partie supérieure du scrotum, au niveau de la racine de la verge, tumeur gommeuse du volume d'une grosse noisette, qui s'est ouverte d'elle-même et s'est convertie en une ulcération qui suppure. La partie inférieure est un peu molle et comme empâtée. L'état général est cependant assez satisfaisant, l'appétit est bon et le sommeil peu troublé. Le malade est resté à Aulus depuis le 25 janvier 1864, jusqu'au 14 mars suivant. Il y buvait chaque matin de dix à douze verres d'eau minérale et quatre dans l'après-midi. Il n'a pas fait usage des bains, le premier ayant rendu ses plaies plus douloureuses. De temps à autre il suspendait ordinairement la boisson pendant un ou deux jours.

Dès les premiers jours du traitement, l'ulcération qui existait à la partie supérieure des bourses s'est cicatrisée. Peu à peu les ulcères diminuent d'étendue : le fond relevé se déterge et se couvre de bourgeons d'aspect rose. Les clapiers s'effacent et il se forme des jetées cicatricielles. Le pourtour livide ou rouge cuivré de la peau pâlit, de jour en jour l'amélioration devient plus manifeste.

A son départ le 14 mars, les plaies des jambes sont toutes cicatrisées : à peine reste-t-il un peu de suintement dans l'une d'elles. Les traces cicatricielles antérieures qui étaient demeurées rouges ont pâli ainsi que les syphilides de la poitrine et du cou. L'empâtement du scrotum a considérablement diminué. Les testicules eux-mêmes sont moins durs, moins allongés et tendent à reprendre leur volume normal. — L'état général est excellent.

Le 6 août de la même année, le malade revient à Aulus. Tout est demeuré complètement cicatrisé et aucun nouvel accident ne s'est montré. Pendant son séjour d'environ un mois, est apparue à la lèvre supérieure une petite pustule qui s'est vite desséchée sans laisser la moindre ulcération. Les testicules étaient revenus à leur volume ordinaire.

M. est revenu encore en 1865 et 1866. Sa santé a toujours été excellente.

Au point de vue théorique, cette observation pourrait donner lieu à diverses remarques. Nous avons tenu à la citer dans tous ses détails pour montrer comment les eaux minérales d'Aulus, prises même en hiver, ont réussi dans un cas des plus rebelles, où divers autres traitements avaient complètement échoué.

En 1873, c'est-à-dire sept ans après, nous avons reçu des nouvelles du sujet de cette observation. La guérison s'est parfaitement soutenue. Il n'y a eu récidive d'aucun accident.

III.

Accidents divers frappant les parties profondes. (Os-Muscles-Nerfs-Viscères).

La diathèse syphilitique n'attaque pas seulement les parties superficielles et tégumentaires : elle mord plus profondément, tuméfie les os, les déforme, les carie ; elle envahit les muscles et leurs aponévroses, les nerfs et leur enveloppe et cause des douleurs térébrantes atroces.

Nous avons vu sous l'action des eaux minérales d'Aulus guérir, ou tout au moins s'amender très notablement, des douleurs péri-articulaires persistantes, localisées aux genoux ; des exostoses aux jambes, de violentes douleurs ostéocopes, des caries fistuleuses des os de la tête, d'origine syphilitique; deux cas de contracture syphilitique du biceps, et un grand nombre de lésions diverses que les auteurs rangent parmi les accidents tertiaires de la syphilis. Mais citons quelques observations.

SIXIÈME OBSERVATION.

Syphilis constitutionnelle. — Douleurs ostéocopes rebelles. — Larges et profonds ulcères. — Arthralgie syphilitique localisée au genou gauche. — Guérison.

***, âgé de 65 ans, a eu depuis quinze ans des accidents nombreux de syphilis.

Ce malade présente actuellement un large et profond ulcère à la région mastoïdienne droite ; l'oreille gauche est rongée en haut et en arrière. A la nuque, croûtes et taches cuivrées avec gonflement ; sept ulcérations au bras gauche, de la dimension d'une pièce de 20 centimes. Le mollet gauche est douloureux, mais ne présente en aucun point de tumeur gommeuse. Rien sur le tibia. Céphalée persistante siégeant sur toute la partie antérieure du frontal, survenant toujours la nuit et enlevant au malade presque tout sommeil. Le genou gauche est fréquemment le siége d'une douleur periarticulaire que le mouvement n'exaspère pas, qui se montrant de préférence la nuit, vient encore augmenter les causes d'insomnie du malade. Il n'y a jamais eu de gonflement, ni de rougeur au niveau de cette articulation : pas d'attaques de rhumatisme antérieur, jamais de blennorrhagie. Après sept jours de traitement, les ulcères du bras gauche sont en voie complète de cicatrisation ; l'oreille gauche aussi ; l'ulcère mastoïdien se nivelle.

Quelques jours après, les ulcérations du bras se ravivent, puis se dessèchent de nouveau. Les douleurs ostéocopes sont de plus en plus rares; le genou gauche fait moins souffrir le malade qui peut enfin goûter quelque peu de sommeil.

Au bout d'un mois, le malade quitte Aulus ; le mollet est à peine douloureux, l'arthralgie a complètement disparu. Les douleurs ostéocopes ne se sont pas montrées depuis environ quinze jours. L'ulcère de la région mastoïdienne est réduit au cinquième de son étendue primitive. Sa guérison s'est consolidée chez lui. Nous devons dire que les sept ulcérations du bras gauche s'étaient dévéloppées il y a environ deux mois, à la suite de l'application d'un vésicatoire.

On sait en effet que lorsque l'économie est en proie à la cachexie syphilitique, la moindre plaie que l'on ouvre peut en contracter le caractère.

Nous avons revu le malade un an après. L'état de sa santé a toujours été excellent.

SEPTIÈME OBSERVATION.

Affection syphilitique très rebelle.

***...., à l'âge de 43 ans, contracta à Bayonne une infection syphilitique provenant des colonies : cautérisations, bains de vapeur mercuriels, bains thermaux sulfureux, sirop de salsepareille, sirop ioduré, furent mis successivement en usage dans l'espace de six ans. En février 1848, il fut atteint d'une paralysie, dit-il, que dissipèrent un vésicatoire et les eaux de Balaruc ; à la suite de celles-ci, surgirent avec plus d'intensité des éruptions syphilitiques au front (*Corona veneris*), et en diverses parties du corps. A son arrivée à Aulus, nez et front couverts de pustules, avec un suintement qui se concrète, rougeur cuivrée au pourtour, large dartre au flanc droit, composée d'un assemblage de pustules, disposées en corymbe, assez analogues aux boutons de la varioloïde qui croissent, fleurissent et se dessèchent ensuite, laissant de petites cicatrices ressemblant à celles de la petite vérole; un autre groupe moins étendu occupe la région lombaire; un autre s'est fixé à la hauteur de l'épaule gauche, les douleurs qui siégent dans les os rendent la marche pénible, le genou craque à chaque pas; il boîte comme traînant un reste de paralysie; il y a deux exostoses à la jambe droite.

Après environ deux mois de séjour à Aulus, les douleurs des os ont cessé, la marche est ferme, la large dartre du flanc a disparu; les autres n'ont laissé qu'une très-légère cicatrice qui tend elle-même à s'effacer, à l'exception de quelques pustules au front que le malade a l'habitude d'irriter en enlevant les croûtes avec ses doigts; les exostoses de la jambe, dont l'une datait de six ans, ont considérablement diminué; le craquement du genou a cessé. Un mois après il n'existait plus trace d'exostose. Depuis cette époque la santé s'est très-bien soutenue.

HUITIÈME OBSERVATION.

Carie de l'os frontal. — Exostoses du sternum et du tibia. — Guérison.

La femme A. a contracté la syphilis il y a cinq ans. Traitée sans amélioration bien notable par pilules et frictions mercurielles et iodure de potassium.

A son arrivée à Aulus nous constatons à la partie antérieure et moyenne du sternum, une énorme tumeur, dure, bosselée, de forme allongée, faisant corps avec l'os. La peau qui la recouvre est libre sur la tumeur et ne présente aucune trace d'inflammation. Autre exostose à la face interne du tibia gauche. La malade accuse en outre des douleurs atroces qui la surprennent la nuit et lui arrachent même des cris. De plus, au-dessus du sourcil droit est une croûte épaisse, enfoncée, entourée d'une auréole couleur cuivrée et qui adhère à l'os frontal nécrosé.

Au sixième jour du traitement, la croûte du front est tombée;

au fond de l'ulcère on voit l'os à nu, sec, rugueux, blanc, répondant au stylet comme un corps pierreux.

Après vingt-cinq jours de l'usage des eaux, tant en boisson qu'en bains, les douleurs ostéocopes ont complètement cessé ; la rougeur autour de l'os nécrosé a presque disparu. L'exostose du sternum a considérablement diminué ; celle du tibia beaucoup plus petite n'existe presque plus.

A son départ, la malade était en voie complète de guérison. Quant à l'élimination de la portion nécrosée de l'os frontal, on sait que le travail de régénération des os se faisant avec lenteur, la guérison complète exige un certain temps.

NEUVIÈME OBSERVATION.

Syphilis constitutionnelle. — Exostoses. — Douleur ostéocope.

M., âgé de 37 ans, employé des douanes, grand, bien constitué, jamais malade, contracte, il y a quatre ans, une blennorrhagie qui céda au copahu et, six mois plus tard, un chancre induré qui fut suivi d'adénopathie inguinale double. Deux mois plus tard, il entre à l'hôpital St-Eloi de Montpellier pour une éruption pustuleuse, disséminée sur tout le corps et siégeant principalement à la face. Les ailes du nez furent rongées en partie. Après quatre mois de traitement, l'éruption s'amenda sous l'effet des pilules de Dupuytren, mais ne guérit pas complètement. Plus tard les pustules ayant reparu avec intensité, il fut obligé de rentrer à l'hôpital, où, sous l'effet de l'iodure de potassium, les symptômes s'amendèrent de nouveau. Mais ce printemps dernier, les souffrances ont changé de nature : il accuse aux jambes, des douleurs ostéocopes intolérables, surtout la nuit. Au tibia, sont des exostoses douloureuses à la pression ; il marche péniblement et aidé d'un bâton. La céphalée est habituelle et toujours violente. Les ganglions inguinaux s'engorgent à la moindre fatigue. Au niveau des dernières vertèbres dorsales existe une croûte pustuleuse qui laisse s'écouler un liquide sanieux, fétide.

(Quatre litres d'eau par jour. Bain tous les jours). Pendant les quinze premiers jours, pas de soulagement; mais, dans la seconde quinzaine, il se produit une amélioration très-marquée. Les jambes sont moins douloureuses ; les exostoses s'effacent; l'appétit renait; la céphalée cesse; le sommeil est revenu; la pustule du dos se sèche et se cicatrise. Au bout de six semaines de séjour à Aulus, le malade, entièrement guéri, part enchanté.

DIXIÈME OBSERVATION.

Douleurs ostéocopes rebelles. — Long traitement dans les hôpitaux. — Guérison.

La femme G*** de Toulouse, âgée de 43 ans, maigre, d'un teint jaune-terreux, s'est mariée à 16 ans. A l'âge de 23 ans elle passe 3 mois à l'hôpital pour des végétations syphilitiques de la vulve qu'on traita par des excisions et des cautérisations répétées. A 38 ans, elle se remarie et dit avoir contracté la syphilis avec son second mari. Dans tous les cas, onze mois après son mariage elle met au monde un enfant qui meurt un mois et demi après sa naissance. L'année suivante, elle revient à l'hôpital pour des douleurs supposées rhumatismales et y fait un séjour de cinq ans, traitée par toutes les médications, mais sans succès aucun, jusqu'au jour où le docteur Dieulafoy, soupçonnant une infection syphilitique, eut recours à l'iodure de potassium et aux bains sulfureux. Elle en obtint presque aussitôt une grande amélioration Depuis lors elle va et revient à l'hôpital, traitée par les mêmes moyens et éprouvant chaque fois un notable soulagement mais sans jamais guérir complétement. Elle est allée sans succès à Luchon, à Ax, à Bigorre à Cauterets; en désespoir de cause, elle se hasarde à aller à Aulus.

A son arrivée elle ressent dans les os des jambes, des bras et dans les reins, des douleurs tenaces, térébrantes qui lui arrachent la nuit des cris aigus; elle ne peut rester en place, ni debout, ni couchée. Elle a des exostoses à la face interne des tibias, plus fortes du côté gauche. Ses jambes raides la soutiennent à peine. A côté du sein droit, et à la partie moyenne et externe de la face antérieure de la 6e côte est une exostose considérable.

L'appétit est mauvais ; constipation opiniâtre. Elle prend à Aulus vingt bains : les eaux ne la purgent pas, mais lui font rendre une abondante quantité d'urine (environ 4 litres par jour). Le pouls est un peu fréquent et légèrement fébrile. Peu à peu l'appétit s'améliore. Après 3 semaines de traitement, l'exostose costale a diminué de moitié. Il en est de même de celles qui existaient sur les tibias ; les douleurs ont totalement disparu : ses jambes ne tremblent plus et elle peut aujourd'hui marcher sans l'aide de béquilles.

L'année suivante la malade revient à Aulus par reconnaissance dit-elle. La santé s'est toujours maintenue excellente.

ONZIÈME OBSERVATION.

Syphilis rebelle. — Syphilide pustuleuse. — Tumeur gommeuse du front.

M., âgé de 32 ans, lymphatique-nerveux, bien constitué, a eu, il y a huit ans, une blennorrhagie qu'il a négligée longtemps et n'a disparu qu'au bout de quatorze mois, à l'aide du cubèbe et du copahu. La même année, chancre induré du prépuce. Adenopathie inguinale double, plaques muqueuses de la gorge, roséole syphilitique (pilules de proto-iodure). Deux ans après l'accident primitif, syphilide pustuleuse, siégeant surtout au front, à la racine des cheveux et au niveau des sourcils. Six mois plus tard, tumeur rouge livide, un peu molle, de forme ovalaire, indurée à sa base, de la dimension d'une pièce de cent sous et siégeant au beau milieu du front. Cette tumeur gommeuse s'ulcère et laisse s'écouler un liquide fétide. Cette tumeur ne permet au malade, ni de porter un chapeau, ni de se découvrir en public. Les poils des sourcils tombent avec une extrême facilité. L'iodure de potassium qu'il a pris pendant longtemps a amélioré son état, mais sans le guérir. Le malade a beaucoup maigri : il est très-pâle, découragé, sans appétit. Les pustules du front et du cuir chevelu persistent. La tumeur gommeuse est largement ulcérée. Quelques plaques, d'un rouge cuivré, au haut de la tête et à la nuque.

Après trois semaines de séjour aux eaux, les pustules du front, des sourcils, ont presque entièrement disparu ; l'ulcération du front se cicatrice très-bien ; la suppuration est très-peu abondante et de nombreux bourgeons charnus, de couleur rosée, apparaissent. Les poils ne tombent plus d'eux-mêmes, on les arrache avec plus de difficulté. Le malade a soin de plonger fréquemment la tête dans le bain. Une espèce de suintement gras, comme huileux, sans ulcération ni lésion apparente d'aucune espèce, se remarque encore au niveau des sourcils. A son départ, après un mois et demi de séjour, tout a disparu ; la gomme frontale est entièrement cicatrisée ; pas de traces de pustules soit à la racine des cheveux, des sourcils, soit à la nuque. L'appétit est revenu ; le teint est frais ; l'état général des plus satisfaisants.

Et maintenant demandons-nous ce qui ressort des faits et des observations précitées. Quelques mots d'abord sur les effets du virus syphilitique lui-même. Ce virus est une sorte de poison organique ou plutôt un poison vivant, puisqu'il a la faculté de pulluler et de se reproduire. Son action est tantôt nulle ou insignifiante; tantôt simplement locale et bornée à la partie contagionnée ; tantôt générale et insidieuse.

Pour se rendre compte de ses effets si variés de forme et parfois si bizarres, il faut le comparer à d'autres principes virulents d'origine organique.

Le venin du scorpion, de la vipère, presque nul en un climat, est dangereux dans un autre et plus ou moins funeste: telle mouche inoffensive, ici, distille ailleurs un poison actif. De même, il peut y avoir des degrés dans la qualité; l'énergie du virus syphilitique au moment de la contamination, et les résultats peuvent varier selon ces diverses circonstances. Et d'un autre côté, il faut aussi tenir compte du terrain dans lequel ce virus va germer.

De même qu'il y a des sujets absolument réfractaires aux miasmes paludéens et pestilentiels, de même il y a des individus qu'on dirait absolument cuirassés contre l'infection siphylitique. Certaines personnes dans le choléra n'éprouvent qu'un peu de cholérine ; d'autres, sous l'inoculation vaccinale, n'ont qu'une petite irritation cutanée, sans conséquence ; de même il en est qui, frappés du contage syphilitique, n'en reçoivent que des atteintes très superficielles, érosions légères et chez lesquels les accidents secondaires peuvent passer inaperçus et les lésions tertiaires manquer totalement. Là, ce semble, trouvent leur solution bien des controverses laborieuses sur le caractère infectant ou non de tel chancre, chacun étayant ses assertions de faits très exactement observés.

Oui, il est des cas où le chancre, tout en ayant une origine des plus suspectes, peut demeurer à l'état de simple irritation locale et n'avoir sur l'économie entière aucun retentissement fâcheux.

Mais de même qu'on a vu des épidémies de varioloïde qui attaquent l'organisme entier et sont aussi meurtrières que la variole, de même un chancre d'apparence bénigne, peut passer inaperçu et cacher un germe insidieux et redoutable qui produit des accidents syphilitiques constitutionnels ; et les accidents que subit le sujet qui communique le germe du mal, n'indiquent pas toujours ce que produira ce germe chez l'individu qui le reçoit.

Sauvage raconte qu'une mère enragée guérit de sa rage tandis que sa fille qu'elle avait mordue en mourut. De même il peut arriver qu'en passant d'un sujet à un autre, le principe syphilitique, plus benin chez le premier, acquiert chez le second, selon le terrain et la susceptibilité qu'il y trouve, un plus haut degré de virulence. De plus, le germe virulent lui-même peut n'être pas toujours simplement syphilitique. La personne qui le communique peut être en même temps porteur d'une autre diathèse contagieuse (herpétique ou autre) et faire naître ainsi une infection mixte, se traduisant par ces exanthèmes, compliqués de syphilis, si variés quant à leur siége et à leur forme. Souvent le praticien le plus exercé hésite à se prononcer sur leur nature, jusqu'à ce que le traitement éclaire ou justifie son diagnostic *a Juvantibus et lœdentibus*.

En outre de cette complication dans le germe originel, il y a celles qui dépendent du sujet qui reçoit le germe. Chez une personne faible, lymphatique, scrofuleuse, anémique, l'évolution de la syphilis ne s'opérera pas tout à fait comme chez l'homme sanguin et vigoureux.

Et si ce sujet est atteint de goutte ou de rhumatisme, la syphilis devenue constitutionnelle affectera de préférence les organes, où siégent habituellement ces maladies, qui prendront dès-lors, si je puis m'exprimer ainsi, une *teinte syphilitique.* Si donc la syphilis à l'état constitutionnel prend tant de formes si étranges, si rebelles. c'est que la plupart des maladies chroniques, dartreuses, rhumatismales, goutteuses, scrofuleuses, soit cutannées, soit profondes, peuvent se *teindre* de syphilis... Une pustule, un furoncle, une plaie, une douleur, qui, simples, guériraient aisément, reçoivent de cette complication une ténacité quelquefois désespérante.

Le mercure tue ou éteint le virus syphilitique comme il tue ou éteint dans leur germe tant d'autres organismes parasitaires, d'inflammations naissantes, et autres productions plastiques ; mais il peut perdre de son efficacité dans certains états mixtes ci-dessus signalés ; il peut être même formellement contre-indiqué.

Ces prémisses posées, quelle est l'action des eaux d'Aulus dans les maladies syphilitiques? Quand la nature, piquée et surexcitée par l'impression du virus, est dans sa première fureur et éclate en symptômes locaux suraigus, il est douteux que les eaux d'Aulus seules puissent dissiper les symptômes et détruire ou neutraliser le mal dans son germe. Le traitement mercuriel interne même a souvent besoin dans ces cas d'être aidé par des cautérisations, par des frictions, en un mot par un traitement local approprié. Mais comme nous en avons rapporté tant d'exemples, quand la diathèse syphilitique s'est établie, et que la nature, insouciante pour ainsi dire ou impuissante contre le virus, le tolère chez elle et se laisse dominer par lui, développant les divers symptômes que nous avons énumérés, alors les eaux minérales exercent une action plus efficace peut-être que celle de tout autre médicament.

Leurs principes minéralisateurs et médicinaux mêlés à l'eau et réduits à un tel degré de ténuité qu'ils n'en changent ni la couleur ni la saveur, sont facilement acceptés et absorbés par l'estomac et les intestins. Ils se mêlent au sang, pénètrent dans tous les vaisseaux, dans tous les tissus, et arrivent ainsi jusqu'aux glandes excrétoires dont elles sollicitent et activent les fonctions. De là ces purgations abondantes, faciles, et surtout cette énorme quantité d'urine que rendent les malades et qui semble dépasser parfois la quantité d'eau ingérée.

Par ces évacuations diverses, urine, selle, sueur, s'éliminent les principes virulents, syphilitiques ou autres, qui infectaient la constitution entière et que ne pouvaient peut-être pas atteindre les médicaments de nos officines préparés un peu plus grossièrement... De là sans doute ces retours de la maladie, ces redoublements de symptômes qui s'offrent souvent dans les premiers jours de l'usage des eaux et qui annoncent le travail éliminateur.

Y a-t-il en outre une action plus directe et plus subtile de l'iode, de l'arsenic, du cuivre ou de telle autre substance contenue dans l'eau minérale, qui va détruire directement le virus lui-même niché dans l'intimité des tissus? Nous pouvons le soupçonner sans toutefois l'affirmer; mais ce qu'il y a de particulier aux eaux d'Aulus, c'est que ces purgations, ces excrétions urinaires, cette dépuration, en un mot, se fait chaque jour, d'une manière incessante, et sans la moindre secousse. Ni l'estomac, ni les intestins n'en sont fatigués et les digestions, au lieu d'en êtres troublées, n'en deviennent que plus actives, en sorte que tout en chassant du corps les anciens virus, il arrive que le sang, au moyen d'une nourriture mieux élaborée, se trouve refait et rajeuni et qu'il s'opère une sorte de rénovation des humeurs et des tissus.

En résumé :

1° Dans les cas d'infection syphilitique récente, manifestée par des symptômes réputés primitifs, c'est-à-dire circonscrits dans la région contagionnée, chancre induré, adénopathie inguinale double, après avoir agi sur les symptômes locaux ou par la cautérisation ou par les topiques, nous avons pour traitement général livré le malade à l'action éliminatrice et dépurative des eaux et obtenu plusieurs fois la guérison sans autre accident consécutif de nous connu.

2° Dans les cas de syphilis constitutionnelle, rebelle et invétérée, qu'elle fut ou non associée à des lésions scrofuleuses, dartreuses, goutteuses ou rhumatismales, soit qu'elle se manifestât par des symptômes extérieurs, (roséole, plaques, pustules, ulcères), soit qu'elle attaquât les parties profondes, (exostoses, caries, douleurs ostéocopes, tumeurs gommeuses, sécrétions viscérales perverties), les eaux d'Aulus ont été d'une rare efficacité.

3° Dans quelques cas, très-peu nombreux, nous avons associé à l'usage des eaux celui des préparations mercurielles, qui de la sorte ont été mieux tolérées. Dans d'autres cas leur vertu éliminatrice a agi contre des accidents mercuriels graves.

Disons enfin que dans les cas nombreux de blennorrhagie, soit récente soit ancienne, qu'il nous a été donné d'observer, nous avons toujours constaté que, grâce peut-être à l'abondance de la sécrétion urinaire produisant en quelque sorte un lavage incessant des parois de l'urèthre, l'action des balsamiques et des astringents était singulièrement favorisée.

En un mot, nous ne considérons pas les eaux d'Aulus comme un spécifique infaillible contre la syphilis, surtout à l'état récent; mais comme un moyen éliminateur et dépuratif des plus puissants contre cette affection, principalement dans les cas rebelles et compliqués.

Faut-il faire honneur de plusieurs de ces cures à l'air salubre de nos montagnes, loin des vapeurs méphitiques des villes et des hôpitaux, à la quiétude physique et morale, à l'absence de toute préoccupation? Nous ne contesterons pas la valeur de ces circonstances, et nous pensons que l'eau exportée et bue loin de la source n'a pas tout à fait la même vertu que lorsqu'elle est prise aux lieux où la nature nous la donne. Toutefois, nous avons reçu, sur l'efficacité de cette eau minérale même emportée, des témoignages positifs que nous ne croyons pas devoir rapporter ici, aimant mieux ne parler que des faits que nous avons pu constater de nos propres yeux....

ANALYSE CHIMIQUE

DES

EAUX D'AULUS

(ARIÉGE)

Par le Docteur F. GARRIGOU,

MÉDECIN CONSULTANT A BAGNÈRES DE LUCHON.

ANALYSE CHIMIQUE

DES

SOURCES D'AULUS

PAR LE

Docteur **P. GARRIGOU**
MÉDECIN CONSULTANT A LUCHON

Les sources d'Aulus ont été chimiquement examinées pour la première fois, en 1847, par MM. Pinaud et Filhol. Vers 1859, M. Ossian Henry publia une nouvelle analyse de l'une des sources de la station; moi-même, en 1863, j'eus l'occasion de faire une étude géologique et chimique des griffons et des dépôts ocreux des sources diverses de cet établissement.

Chargé, l'année dernière, par la Compagnie à laquelle appartient aujourd'hui cette station thermale, remplie d'avenir, de faire une étude détaillée et complète de la composition des sources que des aménagements nouveaux allaient mettre au jour, j'ai dû attendre, pour commencer ce travail, que les ingénieurs aient terminé les captages.

Cette entreprise délicate et difficile a été confiée à M. Peslin, ingénieur des mines à Tarbes, déjà connu par de remarquables travaux du même genre, exécutés avec un plein succès à Barèges, à Saint-Sauveur, à Cauterets, etc., à M. Viera, ingénieur des mines à Vic-de-Sos.

C'est le 25 mai 1873 que j'ai pu commencer mes analyses, grâce aux soins de M. Castel, l'un de mes préparateurs, et grâce à l'activité exceptionnelle que nous avons voulu déployer dans ce travail utile à l'une des stations appelée à devenir bientôt l'une des plus importantes de mon département et même des Pyrénées, je pus donner les résultats de l'analyse au moment de l'ouverture de la saison thermale.

Je ne discuterai pas ici les analyses d'Aulus faites par mes devanciers; cette discussion trouvera place dans un chapitre spécial de ma grande monographie des eaux des Pyrénées (1).

En mettant en regard les résultats donnés par les chimistes précédemment nommés, et ceux que je viens d'obtenir moi-même, il sera facile de comparer et de juger de la valeur des résultats nouveaux.

Les procédés que j'ai mis en pratique pour mes dosages sont quelquefois un peu différents de ceux que l'on emploie généralement dans les travaux du même genre; j'ai suivi des méthodes que l'on doit à des maîtres, MM. Boussingault, Peligot, Bunsen, Frezenius, etc.; dans quelques cas j'ai dû modifier ces méthodes pour la circonstance.

Plusieurs dosages ont été refaits cinq et six fois; malgré tous ces soins il y en a quelques-uns qui ne m'ont pas pleinement satisfait et devant lesquels j'ai cru devoir laisser un point de doute.

Dans des travaux du genre de ceux que je poursuis, on ne saurait trop mettre de soins et de bonne foi; je ne crains pas de dire que ces deux choses ont quelquefois manqué dans certaines analyses des sources thermales des Pyrénées. Mon principe est le suivant : « Mieux vaut avouer une erreur plutôt

(1) Ce travail, qui comprendra 6 volumes et un atlas, est en voie de rédaction.

que de la dissimuler pour abriter son amour-propre. Le savant qui se trompe suit la loi commune, celui qui a la prétention de ne se jamais tromper se trompe lui-même et trompe les autres. »

Le captage des sources d'Aulus ayant mis à découvert quatre griffons paraissant se rattacher les uns aux autres, j'ai pris sur place le degré d'alcalinité de chacun d'eux, et les chiffres obtenus ont parfaitement concordé, bien qu'il y ait une légère différence pour la température. Celle-ci a varié de 17°5 à 17°9 (centigrades). Les degrés alcalimétriques repris à Toulouse, dans mon laboratoire, ont été les mêmes. Aux deux endroits l'alcalinité était représentée par 0 gr 601 d'hydrate de chaux par litre.

D'après ces données j'ai puisé l'eau pour l'analyse des deux griffons appartenant : le premier à l'ancienne source Darmagnac, l'autre à l'ancienne source Bacque.

Voici maintenant de quelle manière j'ai procédé pour les dosages.

1° ACIDES.

1° *Acide sulfurique.* — Il a été dosé directement sur l'eau acidulée au moyen de l'acide nitrique et traitée par le nitrate de baryte.

2° *Acide carbonique.* — Le dosage a été fait sur l'eau rendue alcaline par l'ammoniaque et traitée par le nitrate de baryte. Le précipité inciné a été attaqué par l'acide sulfurique de manière à transformer le carbonate de baryte produit en sulfate de baryte ; l'acide sulfurique naturel, plus l'acide sulfurique correspondant à l'acide carbonique fixés sur la baryte, ont donné avec le dosage précédent une différence de poids représentant le sulfate de baryte correspondant au carbonate de baryte formé par l'acide carbonique contenu dans l'eau.

Un calcul d'équivalent a permis d'avoir ainsi le poids de l'acide carbonique total des sources d'Aulus.

3° *Silice.* — La silice a été difficile à doser exactement; j'ai évaporé à siccité deux litres d'eau après avoir ajouté de l'acide chlorhydrique et le résidu a été chauffé au rouge; une grande quantité d'eau distillée a été jetée sur ce résidu, composé de sulfates et de silice, de manière à en dissoudre la plus grande partie; après avoir filtré et après avoir lavé sur le filtre le résidu entièrement recueilli, jusqu'à ce que l'eau de lavage passât à peu près pure, une parcelle du résidu a été portée dans la flamme du spectroscope et il a été facile de reconnaître la présence de la chaux et de la strontiane. Ce résidu, traité alors par le charbon au rouge blanc, à plusieurs reprises, a été attaqué par l'acide chlorhydrique qui a dissous les sulfures de calcium et de strontium.

La partie non dissoute de ce résidu a été jetée sur un filtre, lavée avec de l'acide chlorhydrique étendu et après une incinération bien complète elle a été pesée. Je laisse un point de doute sur les chiffres fournis par cette opération, car il y a eu, suivant toute probabilité, des pertes de silice pendant l'expérience; je les crois même notables.

4° *Acide borique.* — Pendant l'évaporation précédente, une bande de papier Curcuma a été plongée dans le liquide et a bruni fortement; cette réaction semblait indiquer la présence de l'acide borique. Mais d'un autre côté, en mettant en pratique le procédé si sensible de Bunsen, modifié par M. Bidaut, préparateur de chimie à l'École vétérinaire de Toulouse, et consistant à voir si la flamme d'un bec de Bunsen se colorait en vert lorsqu'on la promenait sur le résidu des eaux d'Aulus chauffé et traité par l'acide sulfurique, je n'ai pu obtenir la réaction caractéristique due à la présence de l'acide borique; ainsi un point de doute règne encore sur ce résultat.

5° *Acide phosphorique.* — Ayant obtenu à chaud au moyen de l'ammoniaque un précipité dans les eaux d'Aulus, ce précipité, parfaitement desséché, a été introduit avec un fragment de magnésium dans un tube de verre très-mince et très-court, porté dans la flamme d'un bec de Bunsen jusqu'à ce que le magnésium ait brûlé avec éclat. Ce tube de verre a été écrasé, et le contenu pulvérisé a répandu une faible odeur d'hydrogène phosphoré lorsqu'on l'a légèrement humecté. Il y avait donc du phosphore, mais en quantité minime.

6° *Acide fluorhydrique.* — Un nouveau précipité ayant été obtenu au moyen de l'ammoniaque, ce précipité a été introduit dans un creuset de platine avec de l'acide sulfurique. Une lame de verre, parfaitement polie, et recouverte d'une couche de cire présentant plusieurs points non cachés par cette cire, a été appliquée sur le creuset pour le fermer; après avoir laissé pendant 8 heures cet appareil à une douce chaleur, la cire a été enlevée. Le verre était sensiblement attaqué sur les points que la cire n'avait pas recouverts Il y avait donc de l'acide fluorhydrique.

2° Bases.

Première Section.

1° *Potasse, Soude, Rubidium.* — Une grande quantité d'eau a été traitée par l'hydrate de baryte, à chaud; après filtration, traitement par le carbonate d'ammoniaque à chaud et nouvelle filtration ; le liquide concentré a été traité par l'acide chlorhydrique de manière à transformer en chlorures les alcalis restants. Ces chlorures évaporés à siccité dans une capsule de platine ont été portés au rouge avec rapidité. Il s'est formé un peu de magnésie calcinée, par suite de la décomposition d'une certaine quantité de chlorure de magnésium. En traitant par l'eau distillée et filtrant, on a eu un liquide parfaitement limpide, contenant les chlorures en dissolution. Dans ce liquide ont été ajoutés de l'ammoniaque et du carbonate d'ammoniaque, de manière à précipiter, à l'état de carbonate ammoniaco-magnésien, la magnésie restant encore. Cette opération a été répétée cinq fois, en ayant chaque fois le soin d'opérer sur le liquide filtré ; après ce départ de toute la magnésie les chlorures alcalins ont été évaporés à siccité, puis fondus au rouge. Ils ont ainsi fourni un poids total.

Après avoir dissous ces chlorures dans une très-faible quantité d'eau, l'addition d'une petite proportion d'alcool éthéré et de chlorure de platine a fourni un précipité cristallisé de chloroplatinate de potasse, qui n'a été recueilli suivant les règles voulues sur un filtre taré qu'après douze heures de repos. Ce chloroplatinate de potasse a permis de calculer le poids de la potasse qu'il contenait, et par différence celui de la soude du chlorure total.

Dans la flamme d'un bec de Bunsen devant le spectroscope, il a été possible de distinguer pendant la volatilisation du chloroplatinate de potasse les raies rouge et violette du rubidium, *quoique d'une manière tout à fait passagère*. Il m'a été impossible de voir ainsi les raies caractéristiques du cœsium et du tallium.

2° *Lithine*. — Une nouvelle quantité d'eau d'Aulus, évaporée dans les mêmes conditions que précédemment, a fourni des alcalis qui ont été transformés en chlorures et complétement dépourvus de la magnésie qui les accompagnait. Ces chlorures alcalins, dissous dans l'eau distillée ont été traités par le phosphate de soude et la lessive de soude, puis évaporés à siccité. Dissous de nouveau dans une faible quantité d'eau étendue d'une dissolution d'ammoniaque, ils ont été mis en digestion à une douce chaleur pendant quinze heures, puis j'ai filtré le précipité de phosphate de lithine.

ainsi obtenu. Il a été facile de calculer avec le poids de ce phosphate de lithine incinéré le poids de la lithine. Ce poids m'a permis de calculer quel était le poids de chlorure de lithine qu'il fallait retrancher des chlorures réunis de sodium et de potassium, obtenus dans l'opération précédente, de manière à avoir le poids exact de la soude et de la potasse contenues dans l'eau.

Il n'y avait pas à s'occuper du poids du chlorhydrate d'ammoniaque qui avait pu être formé dans la première opération pour le dosage des alcalis, car ce chlorhydrate d'ammoniaque, très-peu abondant du reste, avait dû se volatiliser lorsque les chlorures formés ont été portés au rouge dans la capsule de platine. Probablement même l'ammoniaque déplacée de ses combinaisons par l'eau de baryte avait dû se volatiliser avant l'addition de l'acide chlorhydrique.

3° *Ammoniaque.* — Elle a été dosée directement par la méthode de M. Boussingault, combinée avec le procédé alcalimétrique de M. Péligot.

Deuxième section.

1° *Chaux et strontiane.* — Ayant traité une certaine quantité d'eau d'Aulus par l'oxalate d'ammoniaque, après y avoir ajouté du chlorhydrate d'ammoniaque et de l'ammoniaque, il s'est formé après vingt-quatre heures un précipité qu'il m'a été facile, en l'examinant au spectroscope, de trouver composé d'oxalates de chaux et de strontiane ; après avoir transformé ce précipité en nitrate de chaux et de strontiane pour séparer les deux sels au moyen de l'alcool absolu, j'ai dû renoncer à cette opération, car le spectroscope me permettait de voir qu'il restait toujours une certaine quantité de nitrate de chaux avec le nitrate de trontiane. Plutôt que d'avoir deux dosages inexacts, j'ai pesé ensemble la chaux et là strontiane à l'état de sulfates et j'ai calculé comme chaux les deux bases réunies.

2° *Magnésie.* — L'eau débarrassée de la chaux et de la strontiane a été de nouveau traitée par l'ammoniaque et puis par le phosphate de soude ; après vingt-quatre heures de repos il s'est produit un précipité de phosphate ammoniaco-magnésien qui a été jeté sur un filtre, lavé à l'eau chaude, puis à l'eau ammoniacale et finalement incinéré et pesé. Le pyrophosphate de magnésie obtenu a permis de calculer le poids de la magnésie.

Troisième section.

Alumine et chrome. — Cinq litres d'eau ont été traités à chaud par l'ammoniaque ; le précipité obtenu contenait l'alumine, le chrome, le fer, le manganèse (?) l'acide phosphorique, le fluor, etc., et de plus une certaine quantité des sulfates naturellement dissous dans l'eau et rendus insolubles par la concentration. Ce précipité, traité par une dissolution concentrée de potasse, a été dissous de nouveau en partie pendant l'ébullition de ce liquide, qui a été ensuite filtré pour séparer le précipité. Dans ce liquide filtré j'ai cherché l'alumine. Avant d'ajouter de l'acide chlorhydrique pour saturer la potasse en excès, la liqueur ammoniacale évaporée à siccité a fourni sur quelques points de la capsule des taches vert-chrome très-nettes.

Une portion de la substance ainsi colorée a été portée dans la flamme d'un bec de Bunsen avec du borax ; la perle formée, ayant été tenue quelques instants dans la flamme de réduction, a pris une coloration vert-émeraude très belle et caractéristique.

Le traitement du résidu pour la séparation de l'alumine au moyen de l'ammoniaque a été continué et le précipité d'alumine et de chrome mélangés a fourni un chiffre tellement différent de celui de l'analyse de M. Ossian Henry, que j'aime mieux ne pas le donner encore, me proposant de faire une nouvelle recherche sur ce sujet avec de l'eau puisée le 25 Mai, que j'ai conservée à cet effet.

Pour m'assurer cependant de l'existence réelle du chrome, j'ai utilisé le résidu incomplet de l'évaporation d'un mètre cube d'eau. Ayant traité ce résidu par l'acide chlorhydrique et ayant fait, suivant les règles voulues, la séparation du 6e et du 5e groupe, j'ai obtenu les métaux du 3e et 4e groupe par le sulfhydrate d'ammoniaque. J'ai dissous le précipité dans l'acide chlorhydrique, puis le liquide a été évaporé à une douce chaleur pour chasser la majeure partie de cet acide. Ayant ensuite ajouté de l'acide tartrique et de la lessive de soude jusqu'à ce que le liquide soit de nouveau limpide, j'ai traité par le sulfure de sodium. Le précipité a été décanté puis filtré; le liquide limpide évaporé ensuite à siccité a été fondu avec de l'azotate de potasse. La masse solide, dissoute alors dans de l'eau distillée, m'a permis de décéler le chrome en produisant du chromate de plomb jaune, soluble dans la potasse, et du chromate d'argent rouge.

Je n'ai pas dosé le chrome, mais les essais comparatifs faits avec des liqueurs titrées me permettent de supposer qu'il y a au moins 1 à 2 dixième de milligramme par litre d'eau minérale. Il faut cependant laisser un point de doute devant ce chiffre.

Quatrième section.

Soixante litres d'eau ont été évaporés à siccité et le résidu obtenu a été traité par l'acide chlorhydrique. Les parties dissoutes du précipité ont été séparées de celui-ci par filtration, et le précipité restant, lavé avec de l'eau distillée acidulée par l'acide chlorhydrique. Le liquide ainsi obtenu a été évaporé presque à siccité pour chasser le trop grand excès d'acide chlorhydrique, puis ayant ajouté de l'eau distillée j'ai fait passer dans cette dissolution des métaux un courant d'acide sulfhydrique. Les sulfures ainsi obtenus ont été séparés par une filtration rapide, à l'abri du contact de l'air, lavés avec une dissolution d'acide sulfhydrique, puis immédiatement dissous en partie dans de l'acide nitrique et le tout a été mis en réserve pour la recherche des métaux de la 5e et 6e section.

Dans le liquide filtré j'ai ajouté de l'ammionaque, du chlorhydrate d'ammoniaque, et enfin du sulfhydrate d'ammoniaque. L'abondant précipité noir obtenu devait forcément contenir non seulement les métaux de la 4e section, mais aussi une grande partie de l'alumine dissoute par l'acide chlorhydrique; ce précipité, recueilli sur un filtre avec toutes les précautions voulues, a été lavé avec de l'eau et du sulfhydrate d'ammoniaque, puis dissout dans l'acide chlorhydrique. De l'ammoniaque ayant été ajoutée dans ce liquide, il s'y est formé un abondant précipité qui a été rassemblé sur un filtre, puis traité par la potasse en dissolution concentré et à chaud. L'alumine a été ainsi séparée du fer que la potasse avait rendu insoluble en le transformant en oxyde; il m'a été permis de faire un premier dosage de ce métal que j'ai dosé une seconde fois dans une nouvelle opération, en le précipitant par le succinate d'ammoniaque.

Dans cette seconde opération j'ai cherché le manganèse, en traitant le liquide privé du fer par le sulfhydrate d'ammoniaque; je n'ai obtenu alors aucun précipité qui puisse me permettre de dire que ce métal fut contenu dans l'eau d'Aulus. MM. Pinaud et Ossian Henry l'ayant cependant signalé, j'ai dû reprendre la recherche.

En traitant le produit de l'évaporation d'un mètre cube d'eau, j'ai pu conserver les métaux du 4e groupe et le manganèse, de même que le cobalt et le nickel s'y sont montrés d'une manière parfaitement nette, mais le dernier métal à l'état de traces seulement.

Voici comment j'ai opéré : les sulfures traités par l'acide chlorhydrique, suffisamment étendu, se sont en partie dissous.

Les sulfures restant ont été repris par l'eau régale, et le liquide évaporé à siccité a fourni un résidu très peu abondant, qui a donné avec le borax une perle bleue caractéristique, ne changeant en aucune façon ni dans la flamme d'oxydation ni dans la flamme de réduction. Il m'a pourtant semblé voir une légère couche de métal réduit sur un point de la perle, ce qui semblerait indiquer des traces de Nickel. Mais j'aurais laissé sur ce dernier résultat un point de doute, si une nouvelle expérience faite avec une plus grande quantité de matière n'était venue confirmer la présence du nickel.

Les sulfures dissous dans l'acide chlorhydrique ont été traités par le succinate d'ammoniaque, en suivant les règles indiquées dans le mode de dosage du fer. Ce métal, jeté à l'état d'oxyde sur un filtre, a été séparé du liquide dans lequel le sulfhydrate d'ammoniaque a formé un précipité rose blanchâtre de sulfure de manganèse; je n'ai pu doser le manganèse ainsi recueilli, car le résidu primitif dont il provenait avait été incomplètement conservé.

J'ajouterai que ce sulfure, considéré dans l'opération précédente comme sulfure de manganèse, ayant offert quelques doutes sur sa pureté, j'ai cru devoir y rechercher le zinc. Ayant transformé le sulfure en acétate (traitement par l'acide sulfurique, puis par l'acétate de baryte) j'ai fait passer un courant d'acide sulfhydrique qui a fourni un louche laiteux excessivement léger. Il est donc possible qu'il y ait du zinc en même temps que du fer, du manganèse, etc. Ce fait ne m'étonnerait nullement, car les sources ferrugineuses des environs de Luchon, qui naissaient comme celles d'Aulus dans les terrains de transition, m'ont fourni des quantités pondérables de zinc.

Cinquième Section.

Les nitrates mis en réserve dans les premiers moments de l'opération précédente ont été traités par l'acide sulfhydrique. et les sulfures produits recueillis sur un filtre ont été mis en digestion dans le monosulfure de sodium pendant plusieurs heures. Il est resté après cela un précipité noir que j'ai recueilli sur un filtre à l'abri du contact de l'air et qui a été de nouveau et immédiatement traité par l'acide nitrique, puis évaporé à siccité. Une trace du résidu ainsi obtenu a été portée dans la flamme d'oxidation d'un bec de Bunsen avec du borax. La perle ainsi formée était colorée en bleu; en la faisant passer dans la flamme de réduction avec une trace de chlorure d'étain elle a pris une couleur rouge, et en lui faisant subir alternativement l'influence de la flamme d'oxydation et de la flamme de réduction elle s'est transformée en une perle transparente ayant une coloration rubis caractéristique.

En essayant encore une certaine quantité du nitrate produit, d'après la méthode de Bunsen (réaction des flammes) j'ai obtenu sur une capsule de porcelaine vernie un dépôt brun, disparaissant instantanément dans l'acide azotique, et et un dépôt jaune d'ocre clair, se colorant en jaune d'œuf sous l'influence de vapeur d'acide iodhydrique, et en noir avec l'acide sulfhydrique, sans que le sulfhydrate d'ammoniaque fasse disparaître le précipité. J'en ai conclu à la présence d'une trace de plomb. Un très léger précipité jaune, obtenu avec le chromate de potasse dans le liquide formé par la dissolution nitrique, est venu confirmer le fait.

La portion non employée du nitrate primitif m'a permis de doser le cuivre sous forme d'oxyde.

Les métaux des 5e et 6e sections ont été étudiés une seconde fois dans le résidu du mètre cube d'eau d'Aulus dont j'ai déjà parlé.

Ayant traité la dissolution chlorhydrique de ce résidu par l'acide sulfhydrique, j'ai obtenu les métaux des deux dernières sections que j'ai lavés et mis en digestion dans du monosulfure de sodium préparé à cet effet. Le liquide a été séparé du précipité non dissous. Celui-ci a été étudié au moyen des réactions des flammes de Bunsen.

Les dépôts obtenus ont fourni les réactions caractéristiques du plomb et du bismuth : 1° Pour le plomb, mêmes résultats que le premier essai signalé dans le paragraphe précédent. 2° Pour le bismuth, les réactions ont été les suivantes : 1° Coloration bleu clair de la flamme d'un bec Bunsen. 2° Dépôt de réduction noir avec pourtour brun. difficilement soluble dans l'acide azotique ; dépôt d'oxyde blanc jaunâtre ; dépôt iodé brun bleuâtre avec pourtour rouge aurore ; dépôt sulfure brun, ne disparaissant pas dans le sulfhydrate d'ammoniaque.

Sixième section.

Ayant eu soin de conserver les liquides provenant de la filtration du monosulfure de sodium dans lequel avaient digéré les sulfures des 5ᵉ et 6ᵉ sections, j'ai évaporé ce liquide à siccité et le résidu sec a été examiné toujours d'après la méthode de Bunsen (réaction des flammes).

Les dépôts sur la capsule de porcelaine ont été assez compliqués ; j'ai cependant reconnu des traces de tellure et surtout d'arsenic.

Pour le premier, le dépôt noir était insoluble dans l'acide nitrique ; le dépôt blanc formait avec les vapeurs d'acide iodhydrique un précipité noir insoluble dans l'eau, et avec l'acide sulfhydrique un précipité brun. Tout cela cependant était assez peu sensible pour m'engager à mettre un point d'interrogation devant le tellure.

Pour le second le dépôt noir était également insoluble dans l'acide nitrique ; le dépôt blanc prenait une couleur jaune avec les vapeurs d'acide iodrique, jaune citron avec l'acide sulfhydrique.

Je dois ajouter que l'étude des métaux du 6ᵉ groupe, faite sur le résidu du mètre cube d'eau, m'a fourni des quantités notables d'antimoine.

Ce métal était facilement reconnaissable au moyen des réactions des flammes de Bunsen, même en l'examinant directement à l'état de sulfure.

Le dépôt de réduction obtenu était noir avec pourtour brun, presqu'insoluble dans l'acide nitrique ; le dépôt d'oxyde blanc et noir sur certains points, le dépôt iodé brun et jaune, le premier ne disparaissait pas sous l'influence d'un air humide, le second disparaissait momentanément; le dépôt sulfuré était noir brun orangé et jaune: l'azotate d'argent ammoniacale donnait avec les premiers un précipité blanc et blanc jaunâtre très faible, avec le second un précipité rouge brun.

Chlore. — Pour ce dosage j'ai employé encore la méthode indiquée par Bunsen. Ayant fait évaporer à siccité deux litres d'eau, le résidu sec a été enfermé dans un appareil à production de chlore, tel que Frézénius le représente dans son traité d'analyse et le chlore dégagé a été reçu dans une solution d'iodure de potassium neutre.

L'iode déplacé par le chlore a été dosé au moyen d'une solution titrée d'hyposulfite de soude, et un calcul d'équivalents a permis de connaître le poids du chlore produit par le poids de l'iode déplacé.

Iode. — Dix litres d'eau ont été évaporé à siccité, après avoir été mélangés à une solution de potasse parfaitement exempte d'iode. Le résidu de l'évaporation traité au rouge dans un creuset de Hesse a été pulvérisé, puis lavé à plusieurs reprises par de l'alcool bouillant. Cet alcool évaporé à siccité a fourni un résidu très-peu abondant, qui a été remis dans quelques gouttes d'eau distillée, légèrement amidonnée ; une goutte d'acide nitrique étendu ayant été ajoutée au liquide, l'amidon a été sensiblement coloré en violet.

Matière organique. — La manière de doser la matière organique a jusqu'ici toujours été fautive dans toutes les analyses d'eaux minérales ; on n'a jamais pu avoir qu'une approximation tout à fait insuffisante. La méthode de M. Peligot a servi de base au procédé que j'ai mis en usage pour doser la matière organique, tenue en dissolution dans l'eau d'Aulus.

J'ai ajouté à 7 litres d'eau de la station que j'étudie, du perchlorure de fer parfaitement pur; il s'est formé immédiatement un précipité ocreux qui s'est peu à peu déposé. En ajoutant une nouvelle quantité de perchlorure, après que le dépôt était rassemblé au fond du vase, il ne s'est plus formé de nuage ocreux dans le liquide. Celui-ci, essayé avec du ferrocyanure de potassium, a pris une couleur très-légèrement bleue, indice certain d'un excès de perchlorure de fer. Étant sûr que toute la matière organique était ainsi *coagulée*, et pendant qu'elle formait une épaisse couche au fond du flacon. j'ai décanté avec le plus grand soin le liquide supérieur; puis tout le liquide restant, ainsi que la matière organique, ont été évaporés à siccité au bain-marie dans une capsule de platine. Ayant mesuré la quantité de liquide décanté, j'ai pu connaître la quantité de liquide évaporé avec la matière organique. D'autre part, ayant évaporé à siccité au bain-marie un litre de liquide décanté, j'ai pu savoir quel était le poids du résidu total des substances solides fourni par ce litre d'eau, et par suite le poids de résidu solide laissé par la quantité de cette même eau évaporée, en même temps que la matière organique.

Il y avait donc dans la capsule de platine : 1° la matière organique; 2° le résidu solide fourni par l'évaporation de l'eau qui accompagnait cette matière organique; 3° le fer à l'état d'oxyde uni à la matière organique; 4° le perchlorure de fer en excès, tenu en dissolution dans l'eau qui avait accompagné la matière organique dans l'évaporation.

Pour avoir le poids réel de cette matière organique il fallait retrancher du poids total : 1° le poids du résidu solide formé par la quantité d'eau évaporée; 2° le poids du fer uni à la matière organique; 3° le poids du perchlorure de fer en excès.

Ces différents poids ayant été pris avec le plus grand soin. j'ai pu arriver au résultat cherché. Après avoir obtenu directement cette matière organique, j'en ai fait une analyse complète dont je ne donnerai pas ici les résultats, car ils sont consignés dans une étude comparative de la même substance séparée dans diverses sources des Pyrénées, par le même procédé que je viens de décrire plus haut.

Je puis dire simplement que cette matière organique est peu azotée et fortement oxygénée. Ce dernier détail permet de reléguer parmi les procédés complètement fautifs le procédé de dosage de la matière organique par le permanganate de potasse. Traitant, en effet, par ce réactif, une grande quantité de matière organique fortement oxygénée, la proportion de permanganate, décomposé par cette matière, seront minimes, et d'après les règles sur lesquelles repose ce procédé de dosage on en conclurait qu'il n'y a qu'une très-faible quantité de matière organique, ce qui serait, dans le cas actuel, complétement inexact.

Telles sont les opérations chimiques faites sur les eaux d'Aulus. Elles m'ont donné les résultats suivants, les dosages étant rapportés à un litre :

	Source Bacque	Source Darmagnac.
Acide carbonique	0 gr 1982	0 gr 1166
» sulfurique	1 » 2098	1 » 3288
» silicique	0 » 0605 (?)	0 » 0940 (?)
» phosphorique . . .	Traces.	Traces.
» borique	Id. (?)	Id. (?)
» fluorhydrique . . .	Id.	Id.
Chlore	0 » 0243 (?)	0 » 0245
Iode	Traces.	Traces.
Potasse	0 » 0027	0 » 0030
Soude.	0 » 0380	0 » 0590
Ammoniaque	0 » 00014	0 » 00014
Lithine	0 » 0004	0 » 0005
Rubidium	Trac. presq. insens.	Trac. presq. insens
Chaux . . . . } Strontiane . . . . . . }	0 » 7305	0 » 7881
Magnésie	0 » 0720	0 » 0736

Alumine. . . . . . . } Chrome . . . . }	Assez abondants.	Assez abondants.
Fer (sesquioxyde). . . .	0 » 0025	0 » 0031
Manganèse	Quantité pondérable.	Quantité pondérable.
Nickel	Traces.	Traces.
Cobalt	Traces.	Traces.
Cuivre (bioxyde)	0 » 0001	0 » 0001
Bismuth.	Traces.	Traces.
Plomb	Traces pondérables.	Traces pondérables.
Cadmium	?	?
Tellure	Traces?	Traces?
Antimoine	Traces.	Traces.
Arsenic	Traces pondérables.	Traces pondérables.
Matière organique . . .	0 » 0950	0 » 0950
	2gr 37564	2gr 58644

Il me sera permis de faire remarquer que le soin porté à cette analyse, et les méthodes employées, m'ont conduit à constater dans l'eau d'Aulus la présence de douze substances, dont on n'y avait pas jusqu'ici signalé ni même soupçonné l'existence (strontiane, lithine, ammoniaque, rubidium, chrome, fluor, antimoine, tellure, plomb, bismuth, nickel, cobalt). Parmi ces substances il en est au moins une qui n'avait jamais été recherchée, si je ne me trompe, dans les eaux minérales. je veux parler du chrome dont l'action physiologique et les propriétés thérapeutiques sont encore presque inconnues.

M. le docteur Leroux, médecin en chef de l'hôpital civil de Versailles, applique avec succès le traitement par le bichromate de potasse aux syphylitiques qui entrent dans son service. Cet habile praticien a obtenu, paraît-il, des résultats d'autant plus sérieux que ce traitement est administré dans son hôpital, en dehors de toute autre médication spécifique, et que des cas de guérison parfaitement observés, m'a-t-on dit, semblent être la conséquence de cette médication particulière. Les eaux d'Aulus, dont l'efficacité, dans les cas de syphilis, semble aujourd'hui hors de doute, agiraient-elles par le sel chrome qu'elles tiennent en solution? C'est ce qu'il reste à étudier maintenant. Mais on peut dire d'avance que la variété des substances renfermées dans l'eau d'Aulus, rend son étude bien difficile à faire.

L'on ne devra pas s'étonner de ne trouver ici aucun des éléments fournis par l'analyse, groupés entre eux de manière à indiquer quelles sont les combinaisons probables qu'ils forment dans l'eau minérale. Cette manière de grouper les éléments, dépendant surtout des idées théoriques de chaque chimiste et donnant lieu, malheureusement trop souvent, à des discussions, non-seulement oiseuses, mais quelquefois regrettables, il est entré dans mes habitudes de ne jamais plus donner de groupement; je laisse à chacun le soin d'interpréter l'analyse suivant ses vues. Plus tard, peut-être, les progrès de la chimie permettront de dire avec plus de sûreté quels sont les divers sels que l'eau tient en dissolution.

Je dirai en terminant qu'on ne doit plus être surpris aujourd'hui des minutieuses recherches des chimistes sérieux dans la composition des eaux minérales. La géologie n'avait pas ouvert encore, il y a quelques années, devant les yeux des hydrologistes, ces vastes horizons se déroulant forcément dans l'esprit de ceux qui joignent la notion de la portée philosophique des sciences à l'étude de leurs détails.

C'est qu'il ne faut pas considérer les sources thermales comme de simples cours d'eau, traversant les couches terrestres, pour venir s'épancher à leur surface en puisant au hasard sur leur passage les éléments qui les minéralisent.

Il est bien plus vrai, bien plus exact, de voir dans certaines sources thermales et minérales de notre époque, les représentants minimes de ces abondantes sources, qui ont jadis déposé dans les failles les substances que l'industrie livre aujourd'hui au commerce sous forme de métaux divers.

L'étude géologique de ces filons et de ces failles, et des minerais qui y sont renfermés, ainsi que l'examen chimique comparatif de ces minerais et de nos sources thermales actuelles, permettent une telle supposition.

Les couches les plus inférieures de la croûte terrestre nous cachent un immense laboratoire, dans lequel s'élaborent les combinaisons minérales naturelles qui viennent sous des formes, et grâce à un véhicule qui ne change pas l'eau, porter au service de ceux qui savent les y chercher, les moyens d'acquérir la richesse et la santé.

Les géologues et les ingénieurs le savent bien.

Il ne devrait donc plus être permis à notre époque, aux médecins hydrologistes, de rester sous la domination d'un empirisme regrettable, alors qu'ils peuvent acquérir en travaillant les connaissances les plus utiles à leur art.

L'hydrologie est une science qui devrait faire partie de l'éducation médicale, mais qui est presque inconnue en France. Malgré les savantes leçons de mon éminent ami. Durand-Fardel, malgré celles du savant professeur Gubler, l'hydrologie médicale n'est pas encore prise suffisamment au sérieux par tous les praticiens.

Des études complètes et spéciales pourraient seules prouver au médecin que le chimiste lui est indispensable pour le guider dans les débuts de la pratique thermale, de même qu'elles prouveront au chimiste que, pour bien servir l'intérêt des malades, il doit puiser dans des études géologiques les notions générales qui le conduiront à la découverte de cet inconnu, de ce *quid divinum*, sur lequel repose encore, pour un certain nombre d'individus, la vertu curative des eaux minérales.

Le 26 juin 1875.

(*Signé.*) Dr F. Garrigou.

TABLEAU INTERPRÉTATIF.

L'analyse chimique d'une eau minérale indique la nature des corps simples qui y sont renfermés et les proportions dans lesquelles ils s'y observent. Elle ne fournit point de données précises sur la matière dont ces corps y sont associés.

Cependant, en tenant compte des propriétés chimiques des substances élémentaires dont la présence était constatée dans les eaux, ainsi que de celles de leurs composés les plus habituels, les chimistes analystes n'ont pas hésité le plus souvent à fournir pour chaque eau minérale un tableau interprétatif donnant la composition présumée des sels en dissolution et servant surtout à rappeler l'ensemble des caractères de chaque eau analysée. Cette méthode avait l'avantage, dans la plupart des cas, de permettre des rapprochements, des comparaisons entre les différentes eaux et souvent de conduire à des déductions utiles.

A mesure que la chimie s'est développée, que la précision des méthodes a augmenté, les chimistes sont aussi devenus plus sévères dans leurs jugements, et beaucoup se sont refusés à la confection de tableaux qui donnaient largement prise à la critique par l'arbitraire des principes servant à leur rédaction. Lorsque les acides et les bases existant à l'état de combinaisons salines dans une eau minérale ont été dosés, certains chimistes se contentent aujourd'hui de présenter le tableau de ces dosages, objectant l'impossibilité d'indiquer avec précision la manière dont ces éléments sont groupés, et les sels qu'ils forment véritablement au sein du liquide naturel. M. Garrigou, auquel nous devons une analyse récente, et conduite avec le plus grand soin, de l'eau minérale d'Aulus, partage cette manière de voir et rejette vivement l'idée de tout tableau interprétatif.

Les considérations exposées précédemment nous font pencher pour l'opinion contraire. Bien que nous comprenions parfaitement d'ailleurs les scrupules du savant chimiste, nous ne pouvons les partager.

Un tableau interprétatif a seul une signification parlante aux yeux du public et de la généralité des médecins; il ne peut avoir d'inconvénient réel, lorsqu'on se contente de lui attribuer un degré limité de confiance. Pour ces raisons, nous avons cru devoir, sous notre propre responsabilité, interpréter les résultats du travail de M. Garrigou. Les tableaux que nous donnons ci-dessous, sous le titre de *Tableaux interprétatifs*, à côté de ceux qui représentent les résultats directs des dosages, ont pour but de mettre en relief le caractère des eaux d'Aulus; mais nous sommes les premiers à engager le lecteur à ne pas les regarder comme l'expression absolue de la réalité.

Source de Bacque.

Sulfate de potasse	0.0054
» de soude	0,0085
» de lithine	0,0015
» de rubidium	traces.
» d'ammoniaque	0,0004
A reporter.	0,0158

Report.	0,0158
Sulfate de chaux et de strontiane	1,7741
» de magnésie	0,2160
» de protoxyde de fer	0,0048
Acide sulfurique combiné à l'alumine et au chrome	0,0111
» carbonique	0,1982
» silicique	0,0605 ?
» phosphorique	traces.
» borique	id.
» fluorhydrique	id.
Chlorures	id.
Iodures	id.
Sels de nickel	traces.
» de cobalt	traces pondérables.
» de manganèse	id. id.
» cuivre	0,0001
» de bismuth	traces.
» plomb	id.
Combinaisons de tellure	id.
» d'arsenic	id.
Matière organique	0,0950
	2,3756

Source Darmagnac.

Sulfate de potasse	0,0060
» de soude	0,0841
» de lithine	0,0018
» de rubidium	traces.
» d'ammoniaque	0,0004
» de magnésie	0,2208
» de chaux et de strontiane	1,9140
» d'alumine et de chrome	assez abondants.
» de fer	0,0059
Acide carbonique libre	0,1166
» silicique	0,0940 ?
» phosphorique	traces.
» borique	id.
» fluorhydrique	id.
Chlorure de sodium	0,0410
A reporter.	2,4846

Report.	2,4846
Chlore d'autres chlorures.	0,0012
Iodure.	traces.
Sels de nikel.	traces.
» de cobalt	traces pondérables.
» de manganèse. . . . . id.	id.
» cuivre (bioxyde)	0.0001
» de bismuth.	traces.
» plomb	id.
Composés de tellure	id.
» d'arsenic	id.
Matière organique	0,0950
	2,5809

La différence entre le total consigné dans ce tableau et celui du tableau correspondant fourni par M. Garrigou, tient à ce que le sodium du chlorure de sodium a été dosé à l'état d'oxyde. Le total du premier tableau dépasse en conséquence celui du second du poids de l'oxygène combiné avec le sodium du chlorure.